Docteur Léon LAROCHE

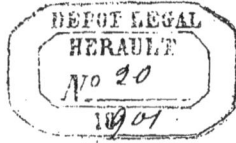

# Splénalgie

## et

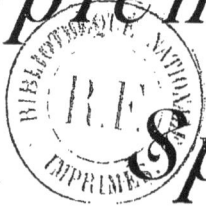

# Splénomégalie

Leur influence sur la Température
dans les maladies infectieuses

MONTPELLIER

GUSTAVE FIRMIN ET MONTANE.

# SPLÉNALGIE

ET

# SPLÉNOMÉGALIE

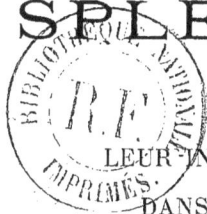

LEUR INFLUENCE SUR LA TEMPÉRATURE
DANS LES MALADIES INFECTIEUSES

PAR

## Léon LAROCHE

DOCTEUR EN MÉDECINE

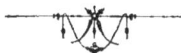

MONTPELLIER

G. FIRMIN ET MONTANE, IMPRIMEURS DE L'UNIVERSITÉ

Rue Ferdinand-Fabre et Quai du Verdanson

1901

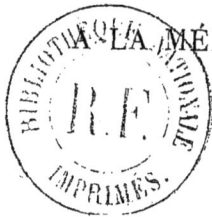

A LA MÉMOIRE DE MON PÈRE

A MA MÈRE ET A MA SOEUR

*En témoignage d'un profond amour.*

L. LAROCHE.

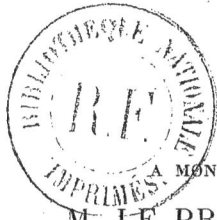

# M. LE PROFESSEUR BAUMEL

PROFESSEUR DE CLINIQUE DES MALADIES DES ENFANTS
MEMBRE CORRESPONDANT NATIONAL DE PÉDIATRIE

## A MES MAITRES

L. LAROCHE.

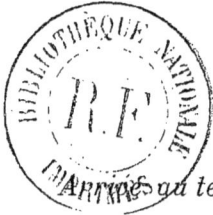

Arrivés au terme de nos études, nous sommes heureux de pouvoir remercier publiquement tous nos Maîtres des Facultés de médecine de Lyon et de Montpellier pour les bons enseignements qu'ils n'ont jamais cessé de nous prodiguer. Dans les rapports malheureusement trop sommaires que nous avons eus avec eux, nous nous sommes toujours loué de leur bienveillance et de leur sollicitude ; et cela, nous ne l'oublierons pas.

Mais nous tenons particulièrement à témoigner notre respectueuse reconnaissance à M. le professeur Baumel pour avoir bien voulu nous inspirer le sujet de notre thèse et en accepter la présidence.

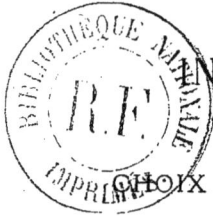

# INTRODUCTION

## CHOIX ET DIVISION DU SUJET

Nous avons eu l'occasion d'observer dans le service de notre Maître, M. le professeur Baumel, un cas de rougeole qui, en lui-même, ne présentait aucun intérêt, mais dont la convalescence a été marquée par deux points particuliers : d'une part, des oscillations larges de température ; d'autre part, de la douleur et de l'augmentation du volume de la rate.

Sur les conseils de M. le professeur Baumel, nous avons essayé d'établir une relation entre cet état fébrile et l'état pathologique de la rate, et de montrer que, dans certains cas, le caractère de la courbe thermique est commandé par la splénalgie et la splénomégalie.

A l'appui de notre thèse, nous avons réuni, outre cette observation personnelle de splénalgie accompagnée de larges oscillations de température et consécutive à une rougeole, quatre autres cas semblables et inédits, à la suite de fièvre typhoïde, d'infarctus, et de tuberculose de la rate.

En raison de la variété des éléments étiologiques qui, dans nos diverses observations elles-mêmes, ont contribué à produire la splénalgie et la splénomégalie, nous avons été amené à passer en revue, dans un premier chapitre, les différentes causes qui peuvent produire des altérations pathologiques de la rate.

Dans un second chapitre, nous montrerons sous quelle forme, par quels signes, se manifestent ces divers états pathologiques, et nous étudierons ainsi successivement la splénalgie et la splénomégalie.

Dans un troisième chapitre, nous montrerons (et ce sera là la partie originale de notre thèse), en nous basant sur nos observations et en les discutant, qu'aux deux éléments splénalgie et splénomégalie s'en joint souvent, comme troisième, un état fébrile particulier, fièvre à larges oscillations de température.

Nous esquisserons ensuite les conséquences que l'on peut tirer de ce nouvel élément dans l'interprétation de divers phénomènes, en particulier du stade amphibole de la fièvre typhoïde.

Enfin, nous terminerons en indiquant quel est le traitement de cette fièvre d'origine splénique.

# SPLÉNALGIE & SPLÉNOMÉGALIE

## LEUR INFLUENCE SUR LA TEMPÉRATURE
### DANS LES MALADIES INFECTIEUSES

## CHAPITRE PREMIER

### DES DIFFÉRENTES CAUSES QUI PEUVENT PRODUIRE
### DES ALTÉRATIONS PATHOLOGIQUES DE LA RATE

La rate, étant un organe à la fois lymphatique et sanguin, est, plus que tout autre, exposée à être atteinte dans le cours des maladies infectieuses. Il est peu de pyrexies, en effet, de quelque nature qu'elles soient, qui ne s'accompagnent de lésions spléniques. Aussi trouve-t-on des altérations du côté de cet appareil dans la pyohémie et la septicémie, dans le charbon, la fièvre jaune, la dysenterie, le choléra, les fièvres éruptives, mais surtout dans la fièvre paludéenne et la fièvre typhoïde. Et c'est principalement, pour ne pas dire uniquement, dans ces deux dernières maladies que l'attention du médecin est attirée sur l'organe splénique.

Les maladies infectieuses ne sont pourtant pas les seules qui puissent produire des altérations de la rate, et, en présence d'une leucocythémie ganglionnaire, l'attention doit être naturellement attirée du côté de l'organe splénique, qui présente d'étroites connexions avec le système lymphatique. Virchow a même décrit une leucocythémie exclusivement splénique, sans altérations ganglionnaires.

De plus, il est bien démontré aujourd'hui que, dans certaines maladies cardiaques et pulmonaires, dans tous les cas où l'on observe une congestion passive du côté du foie, pareil phénomène pouvait être observé du côté de la rate ; — qu'en un mot, il existe une rate cardiaque au même titre qu'il existe un rein et un foie cardiaques. « La gêne apportée à la circulation porte, du fait d'une lésion du cœur droit, toujours nécessaire (1) dans ces cas, se transmet avec facilité du côté de la rate. »

En outre, la rate étant sous la dépendance des vaisseaux portes, on conçoit aisément qu'elle subisse des transformations chaque fois que ce système est lésé, chaque fois qu'il y a atteinte d'organes, comme le foie, également tributaires de ces mêmes vaisseaux ; et l'on a pu observer une distension considérable de la rate à la suite de foie cardiaque et de cirrhoses atrophiques ou hypertrophiques.

_____

(1) Baumel. — *Des Lésions non congénitales du cœur droit et de leurs effets.* Thèse d'agrégation, 1883.

Enfin, on peut trouver, du côté de l'organe splénique, d'autres lésions encore : lésions tuberculeuses (obs. V) ; infarctus (obs. l) ; cancer (Grasset, in *Montpellier-Médical*, 1873) ; syphilis (Baumel, in *Leçons sur l'appareil digestif*, 1889).

# CHAPITRE II

## SPLÉNALGIE ET SPLÉNOMÉGALIE

Nous connaissons maintenant quels sont les divers états pathologiques que peut présenter la rate ; il nous reste à considérer de quelle façon ces états pathologiques se manifestent à l'extérieur, par quels signes, en présence d'un malade, nous serons conduits à porter notre attention du côté de l'organe splénique. Ces signes sont la *splénalgie,* la *splénomégalie,* — dont on doit distinguer deux formes : l'hypermégalie, simple augmentation de volume de cause purement circulatoire ; l'hypertrophie vraie, qui se distingue de l'hypermégalie « en ce que les éléments nobles et normalement constitutifs de l'organe auraient subi un surcroît de développement ou une augmentation de nombre » ; — enfin, *l'atrophie splénique,* forme rare, que nous passerons sous silence, et qui ne s'observe guère qu'à la suite de périsplénite ou d'un travail de sclérose dont les causes peuvent être multiples.

Nous ajouterons à cette énumération, comme dernier signe, une fièvre particulière, à larges oscillations, et que nous décrirons dans un chapitre spécial.

## § I<sup>er</sup>. — SPLÉNALGIE

La splénalgie est un symptôme subjectif qui révèle la souffrance de l'organe. Ce n'est pas un phénomène constant dans les manifestations des lésions spléniques ; et quelquefois ces lésions ne se traduisent guère, pour le praticien, que par une augmentation de volume.

La splénalgie se caractérise par une douleur siégeant dans l'hypochondre gauche. Cette douleur est rarement très violente. Toutefois, lorsqu'il y a eu distension rapide de la rate, elle peut acquérir beaucoup plus d'intensité, et l'on a pu la confondre, dans certains cas, avec des coliques néphrétiques. Ses caractères généraux ont été bien décrits par M. le professeur Baumel (*Leçons sur l'appareil digestif*) qui, relatant l'observation d'un cas type, s'exprime ainsi :

« La douleur, spontanée et continue, mais à exacerbations vespérines, était accrue par la palpation de l'organe au-dessous du rebord costal.

» Les doigts étant légèrement enfoncés dans l'hypochondre droit, dans la direction de l'organe, on éprouvait bientôt une certaine résistance. A ce moment, le malade accusait une douleur beaucoup plus vive et presque intolérable.

» Cette douleur était également accrue par la percussion de la paroi costale, bien plus par celle des espaces intercostaux que par celle des côtes elles-mêmes. C'est surtout, en effet, et ce point me paraît important à noter, à travers les espaces intercostaux que l'on pourra juger de l'hypéresthésie des organes splénique et hépatique.

« Pour le premier même, ce sera d'autant plus précieux que, souvent, la rate, non seulement ne dépassera pas le rebord costal, mais encore ne l'atteindra pas. »

La splénalgie, localisée, avons-nous dit, à l'hypochondre gauche, peut quelquefois, et c'est ce qui s'est présenté dans notre observation IV, irradier sur le trajet du phrénique et provoquer au niveau de l'épaule gauche une douleur comparable à celle que l'on observe fréquemment à l'épaule droite dans les maladies du foie.

La douleur splénique, avec les différents caractères que nous venons d'énumérer, ne devra pas être prise pour une pleurodynie, une névralgie intercostale, un point pleurétique ou péritonéal, ou même une manifestation douloureuse d'une lésion d'un organe voisin. C'est ainsi que nous avons déjà parlé d'une méprise possible avec une colique néphrétique. Nous-même avons été obligé, dans notre observation IV, de discuter la possibilité d'attribuer la douleur ressentie par la malade à la broncho-pneumonie qu'elle présenta presque simultanément. Enfin, le point de côté splénique peut être confondu avec des palpitations cardiaques, de la gastralgie, des troubles intestinaux.

Nous ne voulons pas faire ici le diagnostic différentiel entre la splénalgie et ces diverses affections : le caractère de la douleur, les symptômes concomitants, pourront mettre sur la voie. Mais il est, toutefois, un point que nous devons signaler, et qui peut, dans certaines circonstances, aider au diagnostic, c'est que, ainsi que nous le verrons plus loin, la splénalgie s'accompagne souvent de larges oscillations de température.

La splénalgie se rencontre dans la plupart des maladies infectieuses, principalement dans les fièvres intermittentes (docteur Fabre, de Commentry), et dans la fièvre typhoïde ; mais on la trouve encore, écrit M. le professeur Baumel, dans bien des circonstances où son existence est à peine soupçonnée. « Je la vis, un jour (1880), dans le service de M. le professeur Dupré, se produire, chez un militaire atteint de fièvre typhoïde, dès le début pour ainsi dire de la maladie, qui se termina par la mort, après avoir donné lieu à une parotidite gauche suppurée. L'autopsie révéla dans la rate l'existence de six énormes infarctus de forme pyramidale ».

Cette observation, intéressante à plus d'un point de vue, se trouve mentionnée dans plusieurs leçons cliniques de M. le professeur Baumel (1). Elle est encore inédite, et nous remercions M. Baumel d'avoir bien voulu nous la communiquer ; nous réaliserons son désir en la publiant, comme il l'avait annoncé, sous le titre d'*Infarctus de la rate*.

---

(1) Baumel. *Leçons sur les maladies de l'appareil digestif*, 1889, T. II, Pathologie des annexes :

1ʳᵉ leçon : Aperçu général sur la pathologie médicale des annexes du tube digestif ; 9ᵉ leçon : Asialie, rate et salive ; 10ᵉ leçon : Parotidites, oreillons ; 23ᵐᵉ leçon : Splénalgie, hypermégalie splénique.

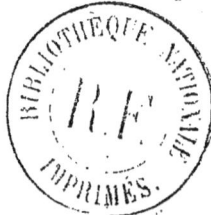

## Observation Première

### Infarctus de la rate

Joseph Descl..., caporal au 122ᵐᵉ de ligne, entre, le 8 novembre, à l'hôpital Saint-Eloi, et est couché au n° 6 de la salle Saint-Charles, service de M. le professeur Dupré.

Rien au point de vue héréditaire. — Lui-même a eu, étant enfant, des glandes au cou, puis la variole.

Dans la nuit du 5 au 6, il éprouve des frissons suivis de chaleur intense. Ces frissons se renouvellent jusqu'au matin.

6. — Le 6, il fait son service comme de coutume, conservant un peu de céphalalgie.

Dans la nuit du 6 au 7, nouveaux frissons moins forts, moins fréquents que la veille.

7-8. — Le 7, il garde le lit ; il entre à l'hôpital au soir. Température : 39°7.

9. — La nuit est calme. — Le 9, céphalalgie, anorexie, langue saburrale. T., 39°2. Prescription :

Ipéca. . . . . . .      1      gramme.
Tartre stibié . . . .   0 03 centigr.
Infusion de camomille.  90     grammes.

  *Illico* en 3 fois.

Soir : T., 38°5. Le malade a vomi trois fois ; se trouve mieux. Pas de céphalalgie. Pouls large et fréquent.

10. — Matin : T., 38°6. Langue légèrement saburrale,

rouge à la pointe. Céphalalgie sus-orbitaire légère. Pouls fréquent. — Bouillon, eau vineuse, pruneaux.

Soir : T., 40°1. Céphalalgie frontale très forte.

11. — Matin : T., 38°8. Douleur épigastrique. Respiration gênée ; expectoration douloureuse. Tête tourne ; bourdonnements d'oreilles. Langue saburrale. — Eau de Sedlitz, un verre. Bouillon, eau vineuse.

Soir : T. 40°5. Pouls fréquent, dicrote ; douleur abdominale accrue par l'expectoration.

12. — Matin : T., 39°7. Fatigue plus grande ; respiration difficile dans le décubitus latéral gauche ; douleur limitée en un point du côté gauche, vers le 10° espace intercostal.

Soir : Respiration difficile. T., 41°.

13. — Matin : T., 40°3. Respiration plus facile. Pouls petit, fréquent. Peau un peu sèche. Douleur étendue à tout le côté gauche, au flanc gauche et à l'épigastre, s'exaspérant à la plus légère pression. Trois selles diarrhéiques abondantes. Langue rouge dépouillée de son épithélium.

Soir : T., 40°7.

14. — Matin : T., 40°2. Pas de diarrhée. La douleur abdominale diminue ainsi que la céphalalgie. Sibilants assez accentués, surtout à gauche.

Soir : T., 40°1.

15. — Matin : T., 39°8. Pouls fréquent mais régulier ; pas de dicrotisme. Somnolence, lucidité de l'intelligence conservée ; un peu de subdélirium la nuit précédente. Tousse un peu. La douleur abdominale a diminué. Légère suffusion subictérique aux sclérotiques. Ni gargouillements, ni douleur dans la fosse iliaque droite. Diarrhée hier et cette nuit.

Soir : T. 40°1.

16. — Matin : T. 39°9. Nuit agitée ; délire, veut s'en aller.

Céphalalgie frontale intense. Evacuations involontaires. Pouls : 120. — Eau de Sedlitz, deux verres.

Soir : A 9 heures du soir. T., 40°1.

La nuit, pas d'agitation, délire.

17. — Matin : T., 39°6. Pouls fréquent. Diarrhée. Sibilants généralisés. — Ipéca, 1 gramme en 3 fois; fomentations avec h. de camomille camphrée ; lavement émollient ; un vésicatoire à chaque bras.

Soir : T., 40°5 ; à 10 heures, 40°1.

18. — Matin : T., 39°6. Hébétude plus grande. Râles sous-crépitants muqueux.

Soir : T., 40°2.

19. — Matin : T., 39°. Lotions au vin aromatique ; lavement émollient froid (bis). Ipéca. — L'abdomen diminue de volume ; pas de délire. — Lavement avec :

> Eau 400 grammes.
> Ac. phénique, XX gouttes. } (bis)

21. — Matin : T., 39°4.

Soir : T., 40°1.

22. — Matin : T., 38°7.

Soir : T., 40°4.

23. — Matin : T., 39°. Céphalalgie. — Deux verres d'eau de Sedlitz ; lotions et lavements suspendus.

Soir : T., 39°5.

24. — Matin : T., 39 . Parotidite gauche. — Eau vineuse.

> Décoction de quinquina . . . . 300 gr.
> Sulfate de soude . . . . . . 40 gr.
> (En deux fois)

Soir : 39 3.

25. — Matin : T., 39°6. Tumeur parotidienne augmentée. — Thé au rhum. Cataplasme émollient fortement camphré ; taffetas gommé.

Soir : T., 40°7.

26. — Matin : T., 40°. Râles muqueux. Le gonflement envahit la région hyoïdienne ; pas de fluctuation. — Vin vieux. Onguent napolitain, cataplasmes sur la parotide. Esprit de Mindererus, 15 grammes dans une potion édulcorée avec du vin de quinquina.

Soir : T., 40°5.

27. — Matin : T., 39°4. Pouls fréquent et dicrote. Délire pendant la nuit. — Sulfate de quinine, 1 gramme ; résine de quinquina, 4 grammes, dans du café noir.

Soir : T., 40°2.

28. — Matin : T., 38°5. Le délire continue : gémissements pendant le sommeil. Pouls fréquent, petit, dépressible.

Soir : T., 39°6.

29. — Matin : T., 38°7. Gonflement parotidien diminué. Langue saburrale. — Sulfate de soude et quinquina.

Soir : T., 39°3.

30. — Matin : T., 38°8. Etat comateux. Congestion pulmonaire intense. — Vésicatoire en arrière et à droite, 15/10.

Soir : T., 39°5. Pouls petit.

1er déc. — Matin : T., 39°2. Yeux brillants, égarés ; nuit agitée ; délire. Narines dilatées. — Vésicatoire à la nuque.

Soir ; T., 38°6.

2. — Mort à deux heures du matin.

3. — Autopsie à dix heures du matin.

Poumon droit fortement congestionné en arrière ; poumon gauche, moins.

Epanchement pleurétique des deux côtés.

*Cœur*. — Rougeur des valvules sigmoïdes, pulmonaires et aortiques ; myocarde décoloré ; couleur feuille morte à la coupe ; aorte rouge ; caillot fibrineux dans le ventricule droit, au milieu de caillots noirâtres et mous.

*Foie*. — Congestion légère.

*Intestin*. — Dans les 50 centimètres de la portion terminale de l'intestin grêle, trois ulcérations à bord saillant et noirâtre ; l'une est large comme une pièce de 20 centimes, les autres plus petites. Gros intestin : 4 ou 5 de ces ulcérations ; plaques de Peyer non altérées.

*Rate*. — Au moment de l'ablation de cet organe, il s'écoule une assez grande quantité d'un liquide crémeux, d'apparence caséeuse plutôt que purulente. Dimensions : 18 centimètres de haut sur 13 de large. On trouve sur les bords de l'organe plusieurs foyers (six), de distance en distance, analogues à celui qui a été ouvert au moment de l'extraction. Ce dernier était constitué par une excavation profonde contenant le liquide susmentionné et séparée de la substance saine par une membrane limitante très nette. Tandis que quelques-uns de ces foyers renferment un liquide analogue aux précédents ; d'autres, de capacité inférieure, offrent, à la coupe, un aspect lardacé, caséeux (1).

Rien du côté des reins.

La parotide, incisée, laisse écouler un liquide analogue à celui de la rate.

---

(1) L'examen fut demandé au laboratoire d'anatomie pathologique. On n'obtint pas de résultats en raison des altérations cadavériques dont la rate était déjà le siège.

De cette observation, nous tirerons, dans la suite, en ce qui nous concerne, plusieurs enseignements.

Elle nous montrera, d'abord, que des lésions spléniques qui n'ont rien de commun avec l'impaludisme (les antécédents du malade sont muets à ce sujet) peuvent produire de larges oscillations de température.

Elle nous montrera ensuite combien ces oscillations de température d'origine splénique peuvent être modifiées : 1° par l'influence de l'infection aiguë concomitante : fièvre typhoïde (du 13 au 17 novembre, en effet, les oscillations sont réduites à quelques dixièmes); 2° par l'influence d'une infection aiguë intercurrente : parotidite (les oscillations sont supprimées pendant quelques jours).

## § II. — Splénomégalie

La splénalgie, nous l'avons vu, peut manquer, et bien souvent l'on ne pourra diagnostiquer une lésion de la rate que par l'augmentation de volume de cette dernière.

Normalement, la forme de la rate est, le plus généralement, celle d'un segment d'ovoïde, « dont l'extrémité postérieure est située dans le dixième espace, près du bord inférieur de la dixième côte, l'extrémité antérieure répondant à l'axe de la neuvième côte. Le bord supérieur répond successivement, en allant d'arrière en avant, au bord supérieur de la dixième côte, à la face interne de la neuvième, au huitième espace, à la face inférieure de la huitième côte, et enfin presque au bord inférieur de la huitième côte. Quant au bord inférieur, il répond à la face interne de la onzième côte, au bord inférieur de cette même côte, à la face interne de la dixième côte et très près de son bord supérieur, puis au dixième espace intercostal, et, enfin, à la face interne de la neuvième côte, au niveau de son axe » (Picou, 1896).

Or, la plupart des lésions spléniques aboutissent à une augmentation de volume de la rate.

Nous avons vu que la splénomégalie pouvait n'être qu'une simple dilatation mécanique de l'organe, produite par une gêne circulatoire dans la veine cave (lésion du cœur droit primitive ou secondaire ; lésion du poumon retentissant secondairement sur le cœur ) ou par une gêne dans la circulation porte (lésions du foie ; lésions du système porte).

Mais l'hypertrophie de la rate, la mégalosplénie, se rencontre encore dans un grand nombre de maladies infectieuses aiguës, dans le typhus (Murchison), dans la fièvre récurrente et principalement dans la fièvre intermittente et la fièvre typhoïde.

Dans la fièvre typhoïde, elle peut se montrer dès le commencement de la maladie, mais elle apparaît ordinairement vers le milieu du premier septénaire pour atteindre son maximum à la fin du deuxième et diminuer ensuite.

Dans la fièvre intermittente, l'intumescence de la rate débute avec le frisson et le stade de froid et s'accroît pendant le stade de chaleur ; puis elle diminue pendant la période de sueurs.

Dans les autres maladies infectieuses aiguës, par exemple, dans les fièvres éruptives et la fièvre puerpérale, la splénomégalie est moins constante ; dans quelques-unes même, la rate est diminuée de volume (dysenterie, grippe...)

G. Jawein s'est demandé « pourquoi l'hypertrophie de la rate est considérable dans une maladie infectieuse, moins dans une autre, et pourquoi, dans une troisième, le volume de la rate ne présente rien d'anormal » ; et ses expériences ont démontré « que l'augmentation aiguë et considérable de la rate marche parallèlement à la destruction des globules rouges dans le sang, que les hématies détruites sont absorbées par les cellules lymphoïdes de la pulpe splénique et que l'activité exagérée de ces dernières (les globules rouges détruits étant des excitants spécifiques pour les cellules de la pulpe splénique) cause l'hyperémie active de la rate et l'hyperplasie de ces cellules ».

Dans ces diverses maladies infectieuses aiguës, l'hypertrophie de la rate, quand elle existe, est passagère, et, du jour au lendemain, on observe des modifications de volume considérables de l'organe splénique.

Aussi est-ce principalement dans les infections *chroniques* que la splénomégalie est plus facilement appréciable, parce que l'augmentation de volume de la rate devient alors persistante. Dans l'impaludisme chronique, en particulier, la rate présente une hypertrophie considérable qui a toute la valeur d'un symptôme ; dans les différentes variétés de cirrhoses hépatiques, dans la syphilis, on observe, d'une façon moins accentuée, il est vrai, les mêmes phénomènes.

# CHAPITRE III

## DES LARGES OSCILLATIONS DE TEMPÉRATURE
## COMME MANIFESTATION DES LÉSIONS SPLÉNIQUES

Nous avons étudié les diverses lésions dont la rate pouvait être le siège. Nous avons vu que ces lésions se manifestaient à l'extérieur, quelquefois par de la splénalgie jointe à de la splénomégalie, le plus souvent par de la splénomégalie seule.

Il nous a paru, de par l'étude de nos diverses observations, que les lésions spléniques se manifestaient encore par un autre signe, appréciable, celui-là, par l'examen de la courbe thermique : nous voulons parler d'une fièvre spéciale caractérisée par de larges oscillations de température.

L'étude de nos différents tracés nous montre, en effet, qu'à partir du moment où se manifeste la splénalgie, la courbe thermique, qui, jusque-là, n'offrait rien de particulier, se modifie brusquement, et présente de larges oscillations de température pouvant atteindre jusqu'à trois degrés.

Obs. I. — *Fièvre typhoïde avec infarctus de la rate.* — L'observation signale, le 17 novembre, une matité splénique très étendue ; la courbe thermique présente, à partir de ce jour, des oscillations de température qui, le 20 et le 22, atteignent près de deux degrés. Le 24, ces oscillations disparaissent, en même temps que le tracé s'élève ; mais, à ce moment, l'observation signale une parotidite suppurée gauche. Dans la suite, la courbe évoluera sous l'influence de cette dernière.

Nous devons toutefois faire remarquer que, bien avant le 17 novembre, dès le 12, c'est-à-dire presque au début de la fièvre typhoïde, l'on a pu constater une douleur limitée au dixième espace intercostal gauche qui, très certainement, était due à la rate. Et, pourtant, jusqu'au 17, les oscillations de température n'ont été que de quelques dixièmes. Ceci est dû, selon nous, à l'influence de l'agent éberthien, qui, agissant lui aussi sur la courbe thermique, a réduit d'une façon assez considérable l'amplitude qu'auraient présentées les oscillations thermiques, si le rôle de la rate seul avait été en jeu.

Pas d'impaludisme dans les antécédents du malade.

Obs. II. — *Fièvre typhoïde.* — Rien de particulier jusqu'au 18 octobre.

A partir du 19, la courbe thermique présente des irrégularités dans sa marche ; l'écart entre la température du matin et celle du soir va jusqu'à 2 degrés, le 20 ; 1°,7, le 22 ; 1°,5, le 25 ; la douleur splénique accusée par le malade le 21 explique ce fait. Le 28 et le 29, les oscillations disparaissent sous l'action de la quinine qui a été administrée le 27, pour reprendre, une fois cette action disparue, jusqu'au 1ᵉʳ novembre, date à laquelle l'observation signale une pneumonie de la base gauche.

Pas d'impaludisme dans les antécédents du malade.

Obs. III. — *Fièvre typhoïde.* — Rien de particulier jusqu'au 15 octobre. A ce moment, l'observation signale de la splénalgie ; on observe, à la même date, sur la courbe thermique de larges oscillations atteignant 2°8 le 18 et 3° le 19. L'état du malade devient satisfaisant, la splénalgie diminue ; les oscillations sont réduites à quelques dixièmes. Toutefois l'observation relate la non-disparition complète de la splénalgie, et cette persistance de la douleur splénique nous explique les deux accès survenus le 31 octobre et le 2 novembre. On fait agir la quinine, et les accès cessent.

Pas d'impaludisme dans les antécédents du malade.

Obs. IV. — *Convalescence de rougeole,* marquée seulement par de la splénomégalie douloureuse. — La courbe présente, dès le début, de larges oscillations de température, dont quelques-unes dépassent 3°. A partir du 19 janvier, époque à laquelle la quinine a été donnée dans les conditions voulues, les oscillations diminuent d'amplitude. Le 30 et le 31, la courbe tend à se relever par suite de la suppression de la quinine.

Nous concluerons donc de ces faits que l'organe splénique manifeste sa souffrance, alors même qu'on n'a pas constaté d'impaludisme antérieur, par de larges oscillations de température ; — et nous sommes, en cela, complètement d'accord avec Piorry qui, dans son *Traité de médecine pratique* (1), établit, d'après l'analyse de 163 cas, la proposition suivante :

« Il est incontestable que des causes autres que l'influence des marais peuvent produire les fièvres intermittentes. Très fréquemment des inflammations, des douleurs et, parfois, des lésions organiques de la rate, ont été suivies de fièvres d'accès dont le type a ordinairement été quotidien... Il y a un rapport manifeste entre la souffrance de la rate et les fièvres d'accès. »

Notre observation III confirme même ce qu'il ajoute, à savoir que la fièvre récidive presque toujours, tant que la lésion anatomique de la rate persiste : « C'est n'avoir rien fait que de dissiper les accès fébriles. On ne peut compter sur un véritable succès qu'au moment où la rate est revenue à des dimensions normales ».

Nous ne ferons pas, avec Piorry, de l'inflammation de la rate la cause de *toutes* les fièvres périodiques, mais nous tenons à insister sur ce fait, que de larges oscillations de température doivent toujours faire penser à une altération quelconque de la rate, surtout s'il existe en même temps de la douleur et de l'augmentation de volume de cet organe.

On devra incriminer immédiatement l'impaludisme ; mais on se rappellera aussi qu'on peut rencontrer pareils phénomènes dans la tuberculose de la rate, dans les fièvres infectieuses et plus particulièrement dans la fièvre

---

(1) P. A. Piorry. — *Traité de médecine pratique et de pathologie iatrique ou médicale.* Paris, 1845, tome VI, p. 88.

typhoïde...; en un mot, à la suite d'une *infection* quelconque où la rate est appelée à jouer un rôle actif, où le sang altéré, chargé de microorganismes, viendra exciter l'activité spéciale de ses cellules macrophages.

Lorsqu'au contraire, la splénomégalie sera due à une simple dilatation mécanique par gêne circulatoire, lorsque nous aurons affaire à une rate simplement cardiaque, le rôle de cet organe étant dans ce cas absolument passif, son augmentation de volume ne s'accompagnera ordinairement pas de fièvre (1). Il faudrait, pour que nous ayons de larges oscillations de température, que la rate cardiaque réveillât une infection ancienne demeurée latente, ainsi que nous l'avons constaté dans notre observation IV.

Nous ferons remarquer, toutefois, que ces larges oscillations de température d'origine splénique ne s'observent bien et dans leur intégrité que dans les infections chroniques (obs. IV), que lorsque la maladie qui a causé secondairement la splénopathie n'influe pas ou presque pas, par elle-même, sur la température.

Dans les infections aiguës, au contraire, elles subissent des modifications par le fait même du processus infectieux, qui imprime à la courbe thermique son caractère particulier, réduisant ainsi l'amplitude des oscillations (obs. I). Le caractère de la courbe thermique, dans ces cas, dépend

---

(1) Piorry explique l'absence de fièvre, dans certains cas où la rate est pourtant volumineuse, par le fait d'une altération trop profonde du tissu splénique, d'une trop grande distension ou d'une trop grande compression des nerfs qui entrent dans sa composition.

donc non seulement de l'atteinte de la rate, mais aussi de la nature de l'agent infectieux et de la réaction de l'organisme vis-à-vis de lui.

C'est un fait analogue qui nous explique que, dans nos observations I et II, la courbe thermique se soit trouvée subitement modifiée, du fait d'une infection aiguë intercurrente, parotidite dans le premier cas, pneumonie dans le second.

# CHAPITRE IV

## DES CONSÉQUENCES QUE L'ON PEUT TIRER
## DE CE NOUVEL ÉLÉMENT

Le fait que nous venons d'établir, — à savoir que la rate atteinte manifeste ses lésions, du moins dans les maladies infectieuses, par de larges oscillations de température, — nous amène à émettre cette hypothèse, que le stade amphibole de Wunderlich, de la fièvre typhoïde, pourrait bien n'être qu'une simple manifestation de l'atteinte de la rate dans cette maladie.

Le stade amphibole de la dothiénentérie est une phase particulière de son évolution thermique, « où la fièvre, soumise à des irrégularités imprévues et parfois non motivées, donne à la courbe un caractère d'indécision et d'incertitude qui n'est que trop souvent le prélude des recrudescences et des complications (1) ». Cette phase, intercalée entre la période d'état et la période de défervescence, peut durer de plusieurs jours à plusieurs semaines. En la rattachant ainsi à une lésion de la rate,

_____

(1) Th. Legry. — In *Traité de médecine*, Debove-Achard.

nous ne faisons, nous le répétons, qu'une simple hypothèse, mais nous nous basons sur ces deux faits, sur lesquels nous avons déjà suffisamment insisté, à savoir que « l'hypertrophie de la rate fait partie intégrante des symptômes fondamentaux de la fièvre typhoïde » (F. Bezançon) et que, d'autre part, c'est ce qui ressort de nos observations, la rate imprime au cycle fébrile ces modifications particulières que l'on retrouve dans le stade amphibole de la dothiénentérie.

Pourquoi, puisque l'hypertrophie de la rate existe dès le début de la fièvre typhoïde, les larges oscillations de température ne se montrent-elles qu'à la période du stade amphibole ? Ce que nous avons dit au chapitre précédent l'expliquerait d'une façon parfaite. Pendant toute la période d'état, la courbe thermique est dominée par l'influence de l'agent infectieux éberthien ; les oscillations qu'imprimerait à la courbe la souffrance de la rate sont modifiées par lui. Au contraire, lorsque vient la période de défervescence, lorsque les germes infectieux sont en quelque sorte vaincus, leur action devient nulle, et celle de la rate, prédominante ; c'est alors qu'apparaissent les larges oscillations de température.

Mais si, dès le début de la fièvre typhoïde, l'action des germes infectieux, pour une cause quelconque, — nocuité atténuée, réceptivité de l'individu moins grande, — n'est pas prépondérante. on observera alors pendant toute la durée de la maladie ces larges oscillations de température. Ainsi s'expliqueraient, les anomalies signalées dans l'évolution thermique de la fièvre typhoïde. Ainsi comprendrait-on pourquoi, dans la dothiénenterie, « la fièvre prend parfois un caractère franchement périodique ou intermittent,

3

même sans qu'on puisse incriminer l'impaludisme » ; pourquoi « d'autres fois, la fièvre est absolument désordonnée et les irrégularitées du stade amphibole encore exagérées » (1).

L'hypothèse que nous venons d'émettre au sujet de l'origine du stade amphibole de la fièvre typhoïde, nous pourrions la reprendre en ce qui concerne la fièvre hépatique intermittente (fièvre bilio-septique de Chauffard), que Monneret et Charcot, en 1873, isolèrent des autres formes septiques fébriles de la colique hépatique, et dont ils décrivirent les caractères principaux : frissons et fièvre intermittente offrant parfois de grandes analogies avec la fièvre paludéenne. — L'intumescence de la rate, que l'on retrouve aussi dans cette maladie, expliquerait aisément sa courbe thermique (2).

Enfin, avant de terminer cette esquisse rapide, nous devons encore mettre en parallèle l'état fébrile particulier qui accompagne chaque digestion avec l'augmentation physiologique et passagère du volume de la rate pendant celle-ci.

---

(1) Th. Legry, *loc. cit.*

(2) La proposition suivante de Piorry viendrait à l'appui de notre thèse : « Quand il y a une lésion du foie avec pyrexie périodique, écrit-il, c'est que l'organe splénique est lui-même affecté : on ne voit point, lorsque la rate est saine, que le foie malade cause des fièvres d'accès. »

# CHAPITRE V

## INFLUENCE DE LA QUININE
### SUR CES LARGES OSCILLATIONS DE TEMPÉRATURE
### D'ORIGINE SPLÉNIQUE

Les bons effets que le sulfate de quinine nous a semblé avoir sur ces larges oscillations de température d'origine splénique nous conduisent à dire quelques mots de son emploi dans ce cas particulier.

Et d'abord, constatons les bons résultats qu'il nous a donnés.

Dans l'*observation première,* nous ne voyons pas que la quinine ait été employée, du moins, pendant la période où les larges oscillations de température étaient nettement sous la dépendance de la lésion splénique.

Obs. II. — La température qui, sous l'influence de la splénalgie, suit, pendant 5 jours, du 19 au 24 octobre, une marche progressivement ascendante, atteint le 24 40° 6. Ce jour-là, on donne 1 gr. de quinine, et, le lendemain, le thermomètre est descendu à 38° 6. Puis, la quinine ayant été suspendue, la température remonte à 39° 9 le 27 ; on reprend le médicament, et, cette fois-ci, une dose de 0,50 centigr. suffit pour faire tomber le thermomètre à 37°.

Obs. III. — Le malade, convalescent de fièvre typhoïde, paraît guéri de sa maladie, mais accuse pourtant de la douleur splénique à exacerbations quelquefois assez vives. Dans la nuit du 30 au 31 octobre, il est pris d'un accès de fièvre très violent ; à 5 heures du matin, la température est de 41° 1. On ne fait pas d'intervention thérapeutique, et, le 1er novembre, nouvel accès : le thermomètre marque 40°. On prescrit alors 2 gr. de quinine dans les 24 heures et, depuis, les accès ne se sont plus renouvelés.

Donc, de ces deux observations, nous pouvons conclure que la quinine a une action sur cette fièvre d'origine splénique.

L'observation IV est encore plus intéressante, car elle nous montre non seulement que la quinine agit, mais aussi qu'elle n'agit qu'administrée d'une certaine façon.

Obs. IV. — La courbe thermique présente toute une série d'oscillations ; la température du matin est au-dessous de 37° ; celle du soir atteint et dépasse 39°5. Le 10 janvier, vu le caractère intermittent de la fièvre, on donne un cachet de 0,50 centigr. de quinine ; cette quinine est administrée un peu au hasard et ne produit aucun effet. On la supprime jusqu'au 15 janvier. Ce jour-là, on la donne à 11 heures du matin (sans que l'on sache encore l'heure à laquelle se produit l'accès) : pas de résultat ; le 16, 0,50 centigr., à 10 heures du matin, résultat nul ; le 17, 0,50 centigr. à 9 heures du matin, résultat nul. En présence de ces insuccès, le 18, la température est prise d'heure en heure : on peut constater alors que l'accès survient à midi et demi. Aussi, ordonne-t-on la quinine pour le lendemain de la façon suivante :

Sulfate de quinine, 0,50 centigrammes

en deux cachets, à une heure d'intervalle, de façon à ce
que le dernier cachet soit pris six heures avant l'accès,
soit à 6 heures et demie ; les jours suivants, la quinine sera
administrée à la même heure, mais à doses croissantes,
0,60, 0,70, 0,80 centigr., et, à partir de ce moment, l'aspect
de la courbe thermique, surtout si on la compare à ce
qu'elle était précédemment, deviendra caractéristique :
nous verrons les oscillations diminuer d'amplitude, et la
température du soir (27 et 28 janvier) ne pas atteindre
37°.— La quinine ayant été supprimée le 28 janvier, la
courbe tend alors à remonter ; on reprend le médicament
et le tracé redescend. Ces jours-ci (6 février), la tempéra-
tere est constamment au-dessous de 37°, et l'étendue de la
matité splénique a considérablement diminué.

Cette observation nous montre que la quinine, dans les
cas dont nous nous occupons, doit être administrée de la
même façon que dans la fièvre paludéenne ; la dose vou-
lue doit être prise 6 heures avant l'accès ; sinon, ce serait
s'exposer à des échecs.

La même observation nous montre encore que l'augmentation de volume de la rate diminue en même temps
que décroît l'amplitude des oscillations ; ce fait d'ailleurs
est très compréhensible, puisque ces dernières sont sous
la dépendance de la splénomégalie.

La quinine paraît donc jouir, à l'égard de la rate, d'une
propriété particulière ; et « de même que certaines causes
morbigènes exercent de préférence leur influence patho-
génique sur le système lymphatique en général et la rate
en particulier, il semblerait aussi que certains moyens

thérapeutiques possèdent des propriétés en quelque sorte
spéciales, vis-à-vis de tel ou tel tissu, sont de véritables *spé-*
*cifiques d'organes,* comme les appelle M. le professeur
Combal, conformément d'ailleurs à l'expression employée
avant lui par Jaumes (1) ». (Baumel)

Comment expliquer cette action de la rate ?

Est-ce que la quinine, prise par l'estomac, en injections
sous-cutanées, ou en injections parenchymateuses,
déterminerait une exagération des contractions de la rate ?

Les expériences des physiologistes à ce sujet ne sont
pas toutes concordantes.

Toujours est-il que « quelle que soit la lésion dont la
rate soit atteinte ; qu'il s'agisse d'une simple hypermégalie
lie mécanique, ou d'une hypertrophie véritable et de
cause locale ou générale, il n'en est pas moins évident,
non seulement que la quinine est indiquée, mais que,
dans la majorité des cas, on voit, sous son influence,
l'hypermégalie splénique diminuer ou disparaître..... (2)
Toutefois, l'on ne doit pas perdre de vue, en ce qui concerne le traitement, les états pathologiques fondamentaux au cours desquels sont survenus les accidents spléniques » (Baumel).

---

(1) Jaumes. —*Pathologie et thérapeutique générales,* Montpellier, 1869.

(2) Lasnet, *Bulletin médical,* Paris, XIV, 585-586, a recommandé
les injections d'ergotine dans le traitement de l'hypertrophie
splénique.

## CONCLUSIONS

1° La rate a pour propriété de manifester certains de ses états pathologiques, particulièrement dans les maladies infectieuses, non seulement par de la douleur et de l'augmentation de volume, mais aussi par de larges oscillations de température, qui peuvent n'avoir rien de commun avec l'impaludisme.

2° Ainsi pourrait-on, peut-être, expliquer le stade amphibole de la fièvre typhoïde.

3° Ces oscillations larges de température d'origine splénique peuvent toutefois être modifiées dans leur amplitude, soit : 1° par la maladie primitive qui a causé secondairement la lésion de la rate ; 2° par une maladie intercurrente.

4° Toujours est-il qu'en présence d'une courbe thermique présentant des oscillations de température un peu considérables, l'attention du clinicien doit toujours être attirée du côté de la rate.

5° Le traitement de cette fièvre splénique est le plus souvent justiciable de la quinine, qui est un spécifique de cet organe ; on ne devra pourtant pas négliger les traitements relatifs à chaque infection en particulier.

# OBSERVATIONS

____

## Observation II

(Inédite)

Communiquée par M. le professeur Baumel

Goux, 22 ans, sapeur au 2ᵉ génie depuis 11 mois, est entré, le 3 octobre 1888, salle Saint-Vincent, n° 3 (passé à Saint-Charles, n° 13).

Antécédents héréditaires, nuls. Comme antécédents personnels, cet homme, qui était maçon, aurait eu une fièvre muqueuse il y a 8 ans ; il garda le lit pendant un mois et fut pris tout de suite après d'une fluxion de poitrine, avec toux persistante, qui céda au bout de peu jours, après deux applications de sang-sues. Il parle aussi de fièvres intermittentes ; mais quand on le fait s'expliquer sur ce sujet, on voit qu'il considère comme telles quelques frissons qu'il a éprouvés à plusieurs reprises pendant la pyrexie qui l'a tenu un mois au lit.

Au moment de son entrée, G... nous raconte qu'il se sentait fatigué depuis trois ou quatre jours ; céphalalgie ; élévation de température ; diarrhée modérée ; stupeur peu prononcée.

La température oscille, du 3 au 13, entre 39°,2 et 40°,9 ; puis elle descend peu à peu. A trois reprises, le malade a pré-

senté des espèces de crises nerveuses avec tremblement géné-
ralisé et mouvements désordonnés sans influence sur la température ; elles ont cédé spontanément. Pas d'albumine dans
les urines.

Le 19 octobre, la température du matin est de 36°,6 ; le
soir, elle s'élève à 38°,3. — Le 20, température matin, 37°,3 ;
soir, 39°,3. — Le 22 au soir, le thermomètre marque 40°,5.

Aucun écart de régime n'explique cette ascension progressive. Mais le malade se plaint, ce jour-là, d'une douleur vive au
niveau de la rate ; la matité splénique n'est pas augmentée,
mais la pression est douloureuse en ce point.

24. — Matin : T., 40°6 ; soir : T., 40°1 ; un gramme de
sulfate de quinine.

25. — Matin : T., 38°6 ; suspendre la quinine ; soir. —
T., 40°1.

26. — Matin : T., 38°2 ; soir : T., 39°3.

27. — Matin : 39°7 ; sulfate de quinine, 0,50 centigrammes;
soir : T., 37°.

Les jours suivants, le thermomètre oscille entre 37°5 et 39°.
Mais le 1er novembre, on découvre, à la base gauche, les
signes non douteux d'une pleuro-pneumonie. Elle n'entraîne
pas d'élévation de température, laquelle, après avoir atteint
deux ou trois fois encore le chiffre de 38°5, ne dépasse plus
37°8, et est aujourd'hui (12 novembre) à 37°.

L'examen des crachats, fait par M. le professeur-agrégé
Brousse, a permis de constater l'existence des pneumocoques
de Friedlander. La rate n'est plus sensible depuis plusieurs
jours.

Cette observation est surtout instructive en ce qui concerne :

1° La marche de la température à partir du moment
où la splénalgie a été signalée ;

2° L'action qu'a eue la quinine sur cette température.

A noter aussi l'absence d'impaludisme dans les antécédents du malade.

## Observation III

(Inédite)

Communiquée par M. le professeur Baumel

Le nommé Constant, sapeur au $2^{me}$ génie, est entré à la
salle Saint-Vincent, n° 11 (passé à Saint-Charles, n° 28), le
5 octobre 1888.

Cet homme, qui est au régiment depuis 21 mois, n'a présenté d'autre maladie qu'une légère diarrhée, qui l'a tenu dix
jours à l'infirmerie en juillet 1888. Il ne présente aucun anté-
cédent héréditaire morbide ; il n'a jamais été malade avant
son incorporation ; cultivateur dans un des cantons les plus
sains de l'Aveyron, il n'a jamais eu de fièvres intermittentes.

Au moment de son entrée, C... nous raconte que depuis le
$1^{er}$, il a eu une violente céphalalgie, perte de l'appétit et élévation de température (39°-40°); ni vomissements, ni diarrhée,
ni épistaxis. Une fois à l'hôpital, l'état général se maintient
satisfaisant, malgré la température, qui oscille aux environs
de 40° ; elle s'élève, le 10, à 41°. Pas de complication thoracique ni abdominale ; stupeur peu marquée ; constipation
légère, combattue avec un verre d'eau de Sedlitz.

Le 15 au matin, la température est à 40° ; le malade se
plaint d'une douleur dans le flanc gauche ; matité douloureuse

au niveau de la rate ; applications calmantes *loco dolenti*. Température du soir, 40°,5. Le lendemain matin, la douleur persiste, mais la température est tombée à 38°,8, et ne s'élève, le soir, qu'à 39°,4. A partir de ce moment, s'établissent de grandes oscillations qui vont, pour les trois jours suivants, de 38°,1, 37°,4, 37° comme température du matin, à 40°,1, 40° et 39°,1 comme température vespérale. Ces oscillations prennent peu à peu une tendance marquée vers la descente, et le malade est apyrétique le 23 octobre. L'état général est des plus satisfaisants, mais la douleur splénique persiste, moins violente cependant, bien que présentant de temps en temps des exacerbations encore assez vives.

L'état était le même le 30 octobre, lorsque, dans la nuit du 30 au 31, C... fut pris d'un accès de fièvre très violent, dont la période de tremblement dura 1 h. 1|2 (de 1 heure à 2 h. 1|2 du matin). Le 31, à 5 heures du matin, la température, qui était de 37°5 la veille au soir, s'est élevée brusquement à 41°1. Dans l'après-midi, le malade est mieux ; il sue ; mais à 3 heures du soir, le thermomètre marque encore 40°7. Pas d'intervention thérapeutique.

1er novembre. — La nuit a été bonne. Température du matin, 36°8.

Vers midi, nouvel accès. Température, le soir, 39°3.

2. — Après une nuit agitée, avec légers frissons et bouffées de chaleur, le thermomètre marque, le matin, 40° ; le soir, il est encore à 39°8. On prescrit un gramme de quinine, qui est pris dans la matinée, et cette dose est renouvelée dans le courant de la journée.

3. — Apyrexie complète ; les accès n'ont plus reparu.

Aujourd'hui, 12 novembre, le malade est entièrement rétabli ; la région splénique n'est plus douloureuse.

A noter encore dans cette observation l'absence d'impaludisme dans les antécédents du malade, et les larges oscillations, coïncidant avec la splénalgie, qu'a présentées la courbe thermique.

Retirons-en, en outre, cet enseignement, qu'une rate qui souffre (quand bien même sa lésion n'a rien de commun avec l'impaludisme) pourra rester muette pendant quelque temps, mais manifestera toujours sa souffrance, à un moment donné et sous une influence quelconque, par des accès fébriles.

### Observation IV

(Inédite)

Communiquée par M. Andrieux, aide de clinique de M. le professeur Baumel

Gabrielle Donnadieu, 15 ans, originaire de Maraussan, pays fiévreux qu'elle a quitté depuis quatre mois, entre aux contagieux (service de M. le professeur Baumel) pour une rougeole contractée à l'Hôpital Général, le 17 novembre 1900.

*Antécédents personnels.* — Bégaiement ; fièvre typhoïde à 11 ans ; non menstruée.

*Antécédents héréditaires.* — Père et mère bien portants ; sœur en convalescence de rougeole aux contagieux ; un frère bien portant. Le père, le frère et la sœur de la malade bégaient, ainsi que les oncles et le grand'père paternels.

*Histoire de la maladie actuelle.* — Notre jeune malade était en convalescence de sa rougeole et suivait un traitement tonique et reconstituant : fer, phosphates, quinquina, pour aider à l'établissement de la menstruation, lorsque, le 4 janvier, elle est prise de courbature, de frissons ; on prend la température et on note de la fièvre. La malade ne tousse pas.

5 janvier — M. le professeur Baumel pratique l'auscultation et trouve un foyer de broncho-pneumonie à la base gauche, de l'obscurité respiratoire dans tout le reste du poumon gauche ; sibilants du côté droit ; rate douloureuse à la pression, augmentée de volume.

*Traitement.* — Lait, tisane de violettes.

| | |
|---|---|
| Looch blanc . . . | 120 grammes |
| Benzoate de soude . | 2 gr. 50 |
| Teinture de digitale. | X gouttes. |

7. — Amélioration notable ; même prescription.

10. — Rate toujours grosse. — Vu le caractère intermittent de la fièvre, on donne de la quinine, 0,50 centigrammes. Le lendemain, la quinine est supprimée jusqu'au 15.

15. — T. matin : 36°,6 ; T. soir : 38°,8. Rate très grosse, douloureuse. — On ordonne 0,50 centigr. de quinine en un cachet, à prendre à 11 heures du matin. (On ne connaît pas encore l'heure du début de l'accès).

16. — T. matin : 36°,8 ; T. soir : 39°,3. La quinine, 0,50 centigr., est donnée à 10 heures.

17. — T. matin : 36°,1 ; soir : 39°. La même dose de quinine est donnée à 9 heures.

18. — T. matin : 36°,5 ; soir : 39°,3. La quinine, administrée les jours précédents n'ayant pas agi sur les oscillations de température, probablement parce qu'elle n'était pas donnée en temps voulu, on prend, ce jour-là, la température d'heure en heure.

L'accès semble débuter à midi et demi. La quinine séra donnée demain à 6 heures et demie.

19, 20, 21 janvier. — Les températures du soir ont baissé très sensiblement. La quinine est donnée à la même dose et à la même heure.

22. — T. matin : 37° 6, soir : 38° 5. La matité splénique reste toujours augmentée de volume : hauteur, 16 centimètres, largeur 13 centimètres. La malade se plaint d'une douleur à l'épaule gauche. On donne 0,60 centigr. de quinine en deux cachets, à une heure d'intervalle, le premier à 5 heures 1[2, le second à 6 heures 1[2.

Le jours suivants, la quinine est donnée aux mêmes heures, mais à doses croissantes, 0.60, 0.70, 0.80 centigr. Les températures du matin et du soir baissent d'une façon progressive. Le 28, la quinine est supprimée.

Le 29. — T. matin : 36° 2 ; soir : 36° 8.

Le 30 et le 31, les températures du soir remontent à 37° 7 et 37° 8. Aussi, le 1er février, la quinine est reprise (0. 80 cgr.) et la température redescend à 37° et au-dessous.

Ayant suivi au jour le jour la marche de la maladie que relate cette observation, puisque c'est elle qui a été le point de départ de notre travail, nous pouvons nous étendre un peu sur les considérations qu'elle comporte.

Le cas se résume, en somme, en ceci : une petite malade en pleine convalescence de rougeole, présente tout à coup de larges oscillations de température et nous n'avons pour nous expliquer cette fièvre soudaine que les deux faits signalés par M. le professeur Baumel, le 5 janvier : la broncho-pneumonie de la base gauche et l'hypertrophie douloureuse de la rate. Or, poumon gauche et rate ne sont séparés que par l'épaisseur du diaphragme, et vraisemblablement l'atteinte de l'un est sous la dépendance de l'atteinte de l'autre. Mais lequel de ces deux organes a été le point de départ ?

La rate ? Cet organe, primitivement atteint, aurait très bien pu, en effet, engendrer de la périsplénite, et cette périsplénite, l'état particulier de la plèvre et du poumon, l'inflammation ayant franchi le diaphragme.

Le poumon ? Rien d'étonnant, en effet, à supposer une broncho-pneumonie *a frigore* primitive, engendrant secondairement l'état splénique que nous constatons. (Il se serait produit en somme les mêmes phénomènes que l'on observe en ce qui concerne la pneumonie bilieuse : pneumonie droite, immobilisation du côté malade, d'où congestion du foie et état ictérique).

Il nous semble, cependant, en consultant les renseignements fournis par l'observation, que l'on doive rejeter l'hypothèse de l'atteinte primitive du poumon. La malade, en effet, au moment où l'attention a été de nouveau attirée sur elle, était déjà depuis longtemps complètement guérie de sa rougeole ; les complications broncho-pneumoniques n'étaient plus à craindre et jamais d'ailleurs elle ne s'était plaint du côté de ses organes respiratoires ; le 4 janvier, même, jour où se déclarait la fièvre, l'observation constate qu'elle ne toussait pas.

Au contraire, l'atteinte première de la rate nous est parfaitement expliquée soit par la fièvre typhoïde que la fillette a présentée antérieurement, soit par suite d'une tuberculose qui sommeillait et qui a été rendue effective par la médication ferrugineuse à laquelle a été soumise la malade pendant sa convalescence, soit enfin, et plus vrai-

semblablement, du fait d'une fièvre paludéenne latente
et réveillée par une rate cardiaque consécutive à un cœur
droit forcé. Ce cœur droit forcé s'expliquerait ici, soit par
l'anémie, par de la dénutrition du myocarde, soit par la
rougeole elle-même (fatigue du cœur droit par catarrhe
bronchique).

Cette observation nous a fourni, en outre, de nombreux
enseignements, tant au point de vue de l'amplitude des
oscillations de température d'origine splénique (qui peuvent atteindre, ainsi qu'on peut s'en rendre compte, près
de trois degrés), qu'au point de vue de leur traitement
palliatif. Ces enseignements ont été utilisés dans les cha-
pitres ayant trait à ces diverses questions.

### Observation V

M. le professeur Baumel nous a signalé le cas d'un enfant
mort dans son service de tuberculose pulmonaire, et ayant
présenté à la fin de sa maladie de larges oscillations de température avec splénalgie et splénomégalie.

L'on pouvait considérer cette splénomégalie douloureuse
comme étant d'origine cardiaque (cœur forcé dans la tuberculose pulmonaire), ou comme étant le résultat de la propagation
de la tuberculose à la rate.

L'autopsie démontra que cette dernière hypothèse était la
bonne.

Ce cas, très intéressant, montre donc que la tuberculose de

la rate peut s'accompagner de larges oscillations de température.

Nous n'avons malheureusement pas pu retrouver l'observation complète.

## Observation VI

Nous avons eu l'occasion d'observer dans le service de M. le professeur Baumel une petite fillette, Eugénie Donnadieu, âgée de 7 ans, la sœur de celle qui fait l'objet de notre observation IV, actuellement, elle aussi, en convalescence de rougeole, et qui présenta brusquement, ces jours-ci, des oscillations de température, variant de 1° à 1°5.

Elle se plaignait également de douleurs à l'hypochondre gauche. Notre attention fut attirée du côté de la rate ; et M. le professeur Baumel trouva la matité splénique augmentée dans de notables proportions.

Nous rapprocherons son cas de celui de sa sœur, et nous estimons qu'il prête aux mêmes considérations.

Nous devons toutefois ajouter que la petite malade était en même temps en période d'évolution dentaire ; — ce qui nous expliquerait les résultats peut-être moins concluants que nous a donnés la quinine dans ce cas particulier.

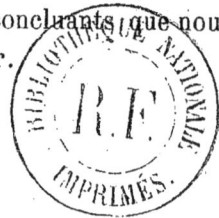

# INDEX BIBLIOGRAPHIQUE

BARDACH. — Recherches sur le rôle de la rate dans les maladies infectieuses. *Ann. Instit. Pasteur* (90 et 91).

BAUMEL. — Leçons sur les maladies de l'appareil digestif, 1889, t. II. Pathologie des annexes.

BESNIER. — Art. « Rate » (*Diction. encycl. 1874*, 3° série, t. II.)

BEZANÇON (F.). — Contribution à l'étude de la rate dans les maladies infectieuses. — Th. Paris, 1895.

BOCHEFONTAINE. — Action physiologique de la quinine sur la rate. — Th. Paris, 1873.

BRUHL et BEZANÇON. — Maladies de la rate, t. V du *Manuel de méd.* (Debove-Achard).

CHARRIN. — Path. générale infect., in *Traité de méd.* Charcot-Bouchard, t. II.

CECCALDI. — De l'exploration de la rate et de ses résultats cliniques. Th. Lyon, 1898.

DUCO. — De l'hépatomégalie avec matité douloureuse du foie dans ses rapports avec l'hépatalgie, la gastralgie, la dyspepsie. — Thèse de Montpellier, 1884.

DUFFAU. — Du rôle de la rate dans les maladies infectieuses. Influence de la splénectomie sur la marche des infections expérimentales. — Th. Lyon 1896.

FABRE, de Commentry. — De la splénalgie dans les fièvres intermittentes. — Paris 1886.

GAMALÉIA (N.).—Sur la destruction des microbes dans les organismes fébricitants. (*Ann. de l'Institut Pasteur*, mai 1888 )

JEANNEL. — Art. « Rate » in *Dict. de méd. et de chir. pratiques*, t. XXX.

Jawein (G.). — Sur la cause de la splénomégalie aiguë dans les empoisonnements et les maladies infectieuses. (*J. de physiol. et pathol. gén.*, Paris 1900, II, 297-312.)

Legry (T.). — In *Manuel de médecine* (Debove-Achard).

Murchison. — Hyperspl. de la fièvre à rechutes. In *On contin. Fevers of Great Britain*, p. 338 ; 1862, cit. Leudet.

Paulesco. — Recherches sur la structure de la rate. Paris, 1897.

Peltier. — Pathologie de la rate. Paris, 1872.

Picou. — De la situation normale de la rate par rapport à la paroi thoracique chez l'adulte. Paris, 1896.

Piorry. — Traité de médecine pratique et de pathologie iatrique ou médicale. Paris, 1845, tome VI.

Roger. — La rate dans les maladies infectieuses. (*Gaz. hebdom.*, avril 1894).

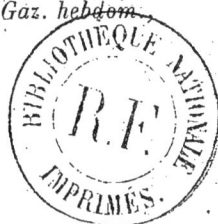

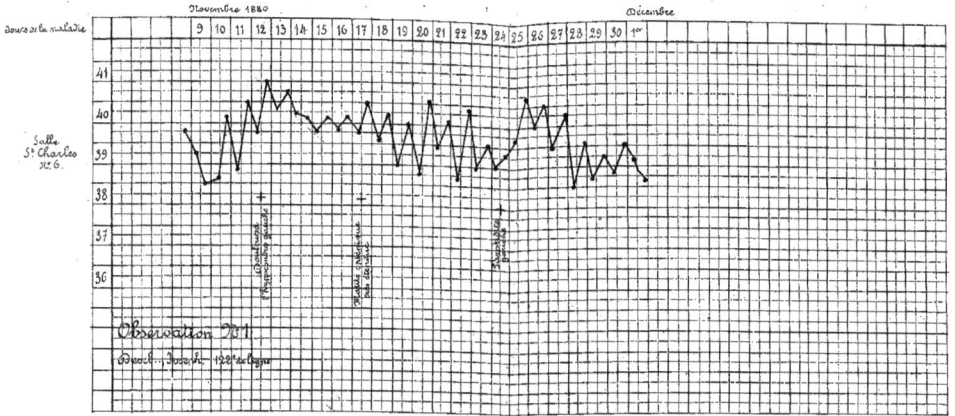

Observation No 1

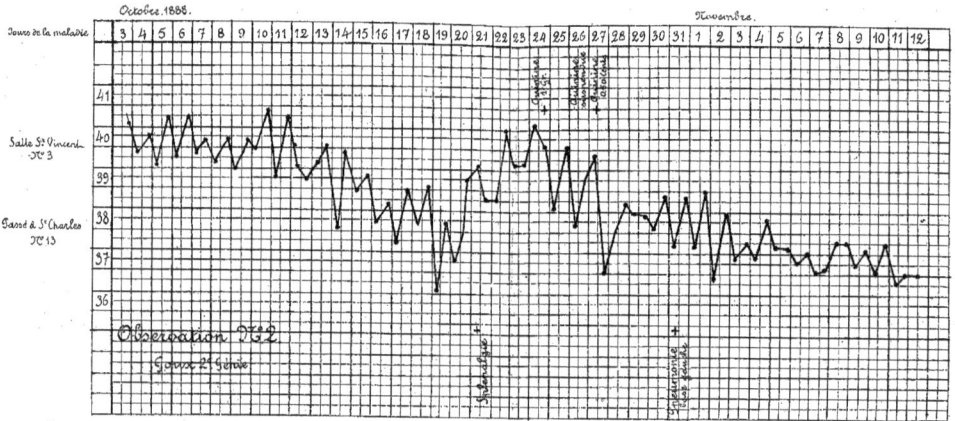

Observation No 2

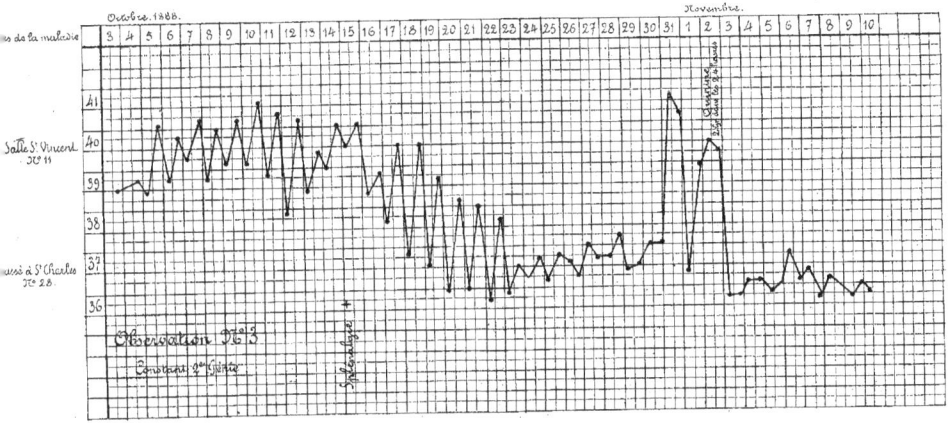

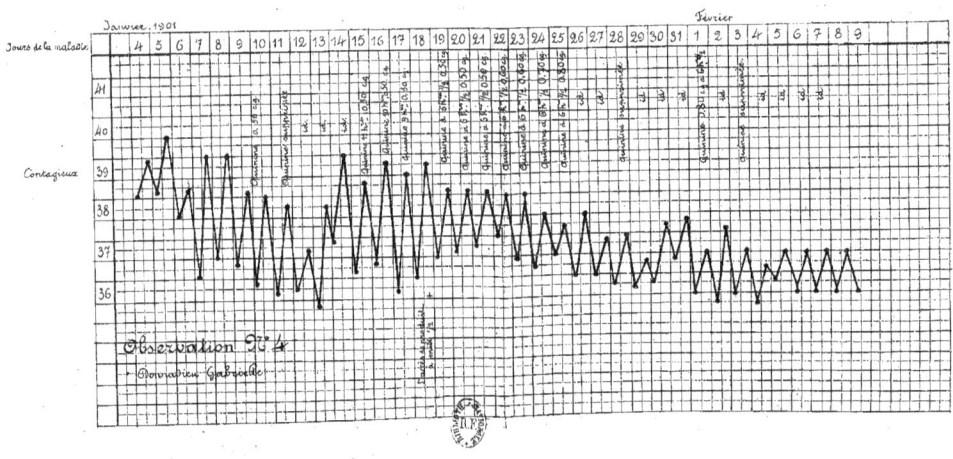

www.ingramcontent.com/pod-product-compliance
Lightning Source LLC
Chambersburg PA
CBHW071323200326
41520CB00013B/2859